EXPÉRIENCES

SUR

L'INOCULABILITÉ

DE

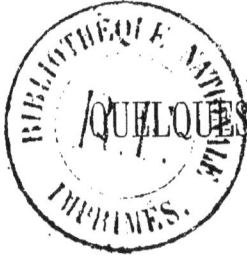

QUELQUES LÉSIONS DE LA PEAU

PAR LE

Dr C.-S. DOUAUD

Professeur d'Anatomie à l'École de Dessin et de Peinture de la Ville,
Professeur du Cours municipal d'Histoire naturelle,
Secrétaire général de la Société de Médecine et de Chirurgie,
Membre de la Société des Sciences physiques et naturelles,
de la Société médicale d'Émulation, etc., etc.

BORDEAUX

IMPRIMERIE G. GOUNOUILHOU
11, RUE GUIRAUDE, 11

1875

EXPÉRIENCES

SUR

L'INOCULABILITÉ

DE

QUELQUES LÉSIONS DE LA PEAU.

———————

Il y a quelques mois, M. E. Vidal, médecin à l'hôpital Saint-Louis, publiait, dans les *Annales de dermatologie et de syphiligraphie,* un travail sur l'*inoculabilité des pustules d'ecthyma* ([1]).

Il résultait de ses expériences que s'il conservait des doutes sur l'inoculabilité de la pustule d'ecthyma à l'homme sain, il pouvait affirmer que les pustules de l'ecthyma de la fièvre typhoïde et celles de l'ecthyma simplex étaient auto-inoculables.

Il avait constaté, en outre, que la pustule d'inoculation suit, dans les phases de son développement, une marche identique à celle de la pustule spontanée, et que l'activité du liquide des pustules va diminuant dans les inoculations successives, son pouvoir reproducteur cessant à la troisième ou quatrième génération.

Quelques mois après cette publication, dans la séance du 30 octobre 1874, M. Vidal présentait à la Société de Biologie

———————

([1]) Voir tom. IV, p. 350 et suiv.

des moules de plâtre peints qui représentaient les résultats de ses dernières expériences d'inoculation d'ecthyma simplex. Les diverses phases du développement de la pustule y étaient reproduites avec une grande exactitude.

A propos de cette présentation, M. Hénocque rappela qu'en 1863, considérant comme une forme bénigne des accidents dits *anatomiques* les pustules qui se développent quelquefois à la base des poils de la première phalange à la suite d'autopsie et qui ressemblent beaucoup à la pustule d'ecthyma, il eut l'idée d'essayer sur lui-même l'inoculabilité du liquide d'une de ces pustules. Celle-ci s'était développée à la suite d'une autopsie sur son doigt annulaire gauche.

Le lendemain de son apparition, M. Hénocque s'inocula le liquide de cette pustule sur la première phalange du médius ; il se fit, en vingt-quatre heures, une petite pustule plus petite que la pustule d'origine ; une seconde inoculation faite avec le liquide de cette seconde pustule ne donna lieu qu'à une petite papule entourée d'une auréole rouge, sans production de pustule ; il n'y eut d'autres accidents que la douleur et un peu de lymphangite réticulée autour de la pustule d'origine ; M. Hayem s'inocula également le liquide d'une des pustules à l'avant-bras, mais il n'y eut pas production d'une nouvelle pustule.

Ces diverses communications m'ont engagé à vous faire connaître un certain nombre d'expériences auxquelles je me livre depuis plusieurs années et qui ne sont pas sans offrir quelque intérêt ; j'appelle sur elles toute votre attention, sollicitant et vos critiques et le contrôle d'expériences nouvelles.

I

En 1862, étant externe dans le service de M. Hardy, à l'hôpital Saint-Louis, j'entendis plusieurs fois ce savant dermatographe assurer que l'herpès, l'eczéma, etc., n'étaient pas inoculables.

Certains faits me semblaient, au contraire, devoir faire croire, tout au moins, à l'inoculabilité de l'herpès.

Hésitant entre l'affirmation du maître et le doute qui s'emparait, malgré moi, de mon esprit, je résolus de recourir à l'expérimentation et de voir par moi-même et sur moi-même quelle part de la vérité scientifique revenait à cette affirmation, quelle part à ce doute. J'y procédai sans retard.

II

EXPÉRIENCES SUR L'INOCULABILITÉ DE L'HERPÈS.

Première observation (1re série). — Le 19 juillet 1862, j'inocule sur mon avant-bras gauche du liquide pris dans des vésicules d'herpès préputial, développées spontanément sur un jeune homme et diagnostiquées *herpès* par M. Hardy.

Je fais trois inoculations sur la face antérieure de mon avant-bras gauche.

Le 20, deux des inoculations sont entourées d'une auréole rouge. La troisième n'offre qu'un petit point rouge brun causé par la piqûre de la lancette.

Le 21, matin, l'auréole inflammatoire est plus développée, une petite vésicule se forme sur chacune des deux premières inoculations. La troisième tend à s'effacer.

Le 21, soir, la vésicule est complètement formée. Légère démangeaison, spéciale à l'herpès, se rapprochant de celle de l'urticaire, quoique plus légère.

Le 22, les vésicules se rompent, à la suite du frottement des vêtements ; sur chacune d'elles, il se forme une croûte jaune brun qui tombe facilement sous l'influence de la même cause qui a amené la rupture des vésicules. Lorsqu'elle est tombée, on voit une place arrondie, de trois millimètres de diamètre à peu près ; à la loupe, le derme paraît seulement dépouillé de son épiderme ; sentiment de cuison assez vif, puis la croûte se reforme peu à peu.

L'auréole inflammatoire persiste jusqu'au 26.

Le 28, les croûtes ont disparu, les plaies sont guéries ; ultérieurement pas de cicatrices.

Deuxième observation (1re série). — Le 6 juillet 1865, sur mon avant-bras gauche (face antérieure), j'inocule du liquide pris dans des vésicules d'herpès labial, développées à la suite d'un léger mouvement fébrile sur la lèvre inférieure d'un de mes amis. Je fais deux inoculations, puis, avec une lancette propre, je fais une légère piqûre à la peau au-dessous et à égale distance des deux autres qui sont distantes de trois centimètres l'une de l'autre. Il est deux heures et demie du soir. A minuit, petite auréole rouge de demi-millimètre autour des deux inoculations supérieures ; le centre, qui est légèrement saillant, laisse voir la piqûre faite par la lancette. La démangeaison caractéristique de l'herpès se fait légèrement sentir au niveau des deux inoculations supérieures. La piqûre faite avec la lancette propre est à peine visible, son pourtour est légèrement rouge, mais bien moins que celui des deux autres ; pas de démangeaison.

Le 7, la piqûre avec la lancette propre a disparu à peu près.

Les deux autres inoculations sont saillantes, rouges.

Le 8, l'inoculation inférieure a cessé de se développer, elle est, comme hier, légèrement saillante, rouge ; plus d'auréole. L'inoculation supérieure offre une papule plus élevée, surmontée d'une vésicule très visible à la loupe ; légère auréole inflammatoire ; démangeaison brûlante, caractéristique, augmentant surtout par le frottement.

Le 9, la vésicule est plus grosse, l'épiderme qui la recouvre a pris une teinte blanche, il est comme macéré.

Le 10, la vésicule est plus apparente encore, deux millimètres de diamètre, l'épiderme offre toujours la même coloration ; l'auréole inflammatoire a pâli ; démangeaison presque nulle.

Le 11, je perce la vésicule ; je prends du liquide qu'elle contient et qui est clair, jaune-citrin, je fais avec lui deux nouvelles inoculations au même avant-bras, tout près des précédentes ; sous la vésicule rompue, on voit une petite excoriation située au sommet d'une papule entourée d'une auréole rougeâtre. Cette excoriation laisse suinter par pression un liquide séreux. Plus de démangeaison.

Le 14, l'auréole a diminué, la saillie aussi, elle est couverte d'une croûte.

Le 15 août elle tombe, laissant une légère rougeur à sa place.

Troisième observation (1re série). — Le 11 juillet 1865, j'ai fait deux inoculations sur mon avant-bras gauche (face antérieure) avec le liquide pris dans la vésicule décrite dans l'observation précédente.

Le 12, les inoculations rougissent.

Le 13, papules rouges, grosses comme une tête d'épingle ; les vésicules commencent à se former ; auréole inflammatoire autour de chaque inoculation.

Le 14, les vésicules sont formées ; elles paraissent contenir un liquide trouble ; auréole rouge, étendue, démangeaison caractéristique.

Le 15, les vésicules sont grosses comme une grosse tête d'épingle, la démangeaison est très vive, surtout le soir. Je romps les vésicules qui étaient formées par un épiderme blanchâtre, macéré, épaissi, et il en sort un liquide clair, citrin.

Le 16, les excoriations qui étaient situées sous les vésicules se recouvrent d'une croûte qui tombe neuf jours après, laissant une tache rouge qui ne disparut que lentement.

Le 14 août, on voit encore les traces de ces deux dernières inoculations et bien plus effacées, presque imperceptibles, celles dont le liquide avait servi pour cette troisième expérience (obs. 2).

Il faut remarquer que ces taches, ces traces des inoculations, sont beaucoup plus longues à disparaître que les traces d'herpès, qui mettent un temps infiniment moindre à s'effacer, douze ou quinze jours environ [1]. Aussi elles avaient disparu chez les sujets qui m'avaient fourni le liquide d'inoculation, qu'elles persistaient encore sur mon avant-bras. Ce n'est qu'à la fin d'août qu'elles furent complètement effacées ; à cette époque les points où les inoculations avaient été faites ne pouvaient être retrouvés.

Ces inoculations ayant été montrées à M. Hardy, il m'objecta, après avoir été d'abord surpris du résultat obtenu, que ces vésicules pouvaient être produites également par du pus, ou un liquide irritant. Je lui répondis, il est vrai : que la sensation de démangeaison particulière à l'herpès se montrant au niveau de ces inoculations semblait les caractériser ; que la piqûre faite avec une lancette n'avait amené que de la rougeur, que les vésicules se développaient constamment dans l'espace de trois à quatre jours ; l'objection

[1] Cependant, dans certains cas, les traces d'herpès disparaissent avec plus de lenteur ; la vascularité de la région et l'épaisseur de son épiderme influent sur la plus ou moins grande rapidité de l'effacement.

n'était pas réfutée et restait debout ; il n'y avait que des expériences qui pouvaient la détruire. Je les entrepris l'année suivante ; mais, avant de les relater, je dois consigner ici une expérience d'inoculation d'herpès faite à Bordeaux en 1868, et qui ne m'a donné aucun résultat.

Quatrième observation (1ʳᵉ série). — Le 4 février 1868, je m'inoculai par quatre piqûres, à la face antérieure de l'avant-bras gauche, du liquide pris dans les vésicules d'un herpès préputial qui avait débuté le 1ᵉʳ février, chez un jeune homme vigoureux, mais offrant des manifestations nombreuses de la diathèse dartreuse (eczéma à l'anus, pityriasis alba, pityriasis versicolor, herpès récidivant du prépuce).

Le soir et le lendemain, légère démangeaison au niveau des piqûres, qui ne tardent pas à s'effacer.

L'herpès de mon malade était guéri le 8.

Je dois noter qu'aucune des inoculations qui ont réussi n'ont été accompagnées de lymphangite, d'engorgement des ganglions, et n'ont jamais laissé après elle des cicatrices.

Je passe maintenant à une seconde série d'expériences.

III

EXPÉRIENCES SUR L'INOCULABILITÉ DE L'ECZÉMA.

Cinquième observation (2ᵉ série). — M. X..., de Coulmiers, vient, le jeudi 22 février 1866, à la consultation de M. Hardy, à l'hôpital Saint-Louis. Il est atteint d'un eczéma aigu de la face antérieure des deux jambes. Je prends du liquide qui suinte à travers les fentes qui sillonnent les croûtes qui revêtent la surface de l'eczéma et je me fais avec ce liquide deux inoculations à la partie antérieure de chaque avant-bras. Il est dix heures du matin. A cinq heures du soir les piqûres sont entourées d'une légère auréole rouge, plus développée autour de la piqûre inférieure de l'avant-bras droit. A minuit, l'auréole a quatre millimètres autour des deux inoculations de l'avant-bras gauche et de la supérieure de l'avant-bras droit; quant à l'inférieure, son auréole est de six millimètres.

Le 23 février, à dix heures du matin, la rougeur entourant les piqûres de l'avant-bras gauche a diminué, il en est de même pour la supérieure de l'avant-bras droit; quant à l'inférieure du même côté, elle est un peu plus rouge. A dix heures du soir, les trois premières ont presque disparu; l'inférieure de droite est à peu près comme le matin, la piqûre ne paraît plus, on est en présence d'une petite saillie rouge de six à sept millimètres de diamètre. Aucune démangeaison, aucune sensation à brûlure ne s'est fait sentir au niveau des inoculations; pas de symptômes généraux.

Le 24, à quatre heures du soir, à gauche l'auréole a complètement disparu autour des deux inoculations et on distingue à peine la trace des piqûres; il en est de même pour l'inoculation supérieure de droite. Quant à l'inférieure de ce côté, elle commence à pâlir.

Le 26, cette dernière continue à pâlir.

Le 27, l'inférieure à droite a presque disparu, les autres sont à peine perceptibles.

Le 1er mars, plus de traces.

Sixième observation (2e série). — Le 12 mai, je m'inocule à l'avant-bras gauche du liquide pris à des vésicules d'eczéma; celui qui me fournit ce liquide est un jeune homme atteint d'un eczéma rubrum du bras et de l'avant-bras gauche, avec d'autres manifestations eczémateuses aux aines, etc. Il a eu de l'herpès préputial quinze jours auparavant. Je fais ces deux inoculations à cinq heures du soir.

Le 13, on voit deux points rouges de la grosseur d'une tête d'épingle, au niveau des inoculations. Dans la matinée, j'ai ressenti une démangeaison insolite au niveau des piqûres. Faut-il l'attribuer à leur présence?

Le 14 et le 15, les points rouges pâlissent.

Le 17, plus rien.

Malgré la rougeur assez étendue qui a entouré la piqûre inférieure du côté droit (cinquième observation), malgré la lenteur avec laquelle cette rougeur a disparu, on ne peut pas dire qu'il y ait eu inoculation d'eczéma. Il n'y a pas eu, non plus, production de vésicules ou de pustules, ce qui répond aux objections de M. Hardy. Ces expériences confirment donc l'opinion généralement admise que l'eczéma n'est pas inoculable.

IV

EXPÉRIENCES SUR L'INOCULABILITÉ DE L'ECTHYMA.

Septième observation (3e série). — Quelques jours après cette tentative d'inoculation d'eczéma, je prends du pus de pustules d'ecthyma développées chez un galeux et par deux piqûres je l'insère sous la peau de mon avant-bras gauche. Résultat nul.

Bien qu'une seule expérience fût insuffisante pour décider si, oui ou non, la pustule d'ecthyma était inoculable à l'homme sain, on comprendra facilement que je n'aie pas renouvelé ces tentatives, qui pourraient bien n'être pas toujours exemptes de dangers, bien qu'en 1852-53, M. Vidal, aujourd'hui médecin à l'hôpital Saint-Louis, cherchant s'il ne serait pas possible de reproduire artificiellement la fièvre typhoïde, et M. Pilet, interne en pharmacie, se soient inoculé du pus pris sur les pustules d'ecthyma d'un sujet atteint de fièvre typhoïde et cela sans résultat aucun.

Comme le fait avec juste raison remarquer M. Vidal, ces épreuves négatives ne peuvent rien faire préjuger sur l'inoculabilité de la fièvre typhoïde, pas même sur la possibilité d'inoculer la pustule d'ecthyma à l'homme sain, étant trop peu nombreuses; mais elles répondent, ainsi que mes tentatives infructueuses d'inoculation d'eczéma, aux critiques de M. Hardy.

En résumé, quatre tentatives d'inoculation d'herpès m'avaient donné trois succès et un résultat nul. Quant à mes deux essais d'inoculation d'eczéma, ils n'avaient pas réussi ; même résultat pour l'ecthyma. Je devais être entraîné à vérifier si l'herpès zona était ou n'était pas inoculable. Après quelques hésitations je commençai une nouvelle série d'expériences.

V

EXPÉRIENCES SUR L'INOCULABILITÉ DE L'HERPÈS ZONA.

Huitième observation (4ᵉ série). — Le 28 avril 1868, j'introduis à l'aide d'une lancette, dans la peau de la face antérieure de mon avant-bras gauche, par trois piqûres, du liquide pris dans les vésicules d'un zona au sixième jour, développé sur le côté droit de la poitrine d'un jeune homme de dix-huit ans. Résultat nul ; les piqûres se sont comportées comme de simples piqûres de lancette.

Neuvième observation. — Le 2 mars 1869, trois inoculations à l'avant-bras gauche du liquide d'un zona développé chez M. D..., âgé de quarante-cinq ans. Ce zona n'était pas accompagné de douleurs vives, mais seulement d'une sensation de brûlure. Résultat nul.

Dixième observation. — Le 5 mars 1869, deux inoculations à l'avant-bras droit du liquide d'un zona au quatrième jour, développé sur le côté gauche de la poitrine d'un homme de trente-cinq ans, M. R... Ce zona n'était accompagné que d'une sensation de brûlure et d'une vive douleur dans l'épaule gauche ; pas de névralgie intercostale. Ces inoculations n'ont pas donné de meilleurs résultats que les précédentes.

Onzième observation. — L 21 avril 1869, trois inoculations faites sur la partie antérieure de ma poitrine, par le Dr S..., à l'aide d'aiguilles, avec du liquide pris dans des vésicules d'un zona développé chez le docteur P..., qui datait de trois jours et n'était accompagné d'aucune douleur. Résultat nul.

Douzième observation. — A une date que je ne puis fixer avec précision, en 1868 ou 1869, trois inoculations du liquide d'un zona développé chez le frère du Dr L... et qui était accompagnée d'une névralgie intercostale très intense. Comme précédemment, résultat nul.

Treizième observation. — Ayant eu l'occasion d'étudier l'action sur le papier de tournesol du liquide contenu dans des vésicules de zona chez un malade placé dans le service de M. Boursier, en 1865, j'ai constaté qu'il ne faisait virer ni le papier rouge, ni le papier bleu. Les vésicules commençaient à se flétrir au moment où j'ai procédé à cet examen.

Ces cinq tentatives d'inoculation d'herpès zona, non suivies de résultat, pouvaient m'autoriser à nier l'inoculabilité de cet herpès ; il me restait à rechercher si le pemphigus et et l'impétigo étaient inoculables.

Quant aux pemphigus, j'avoue que quoique mis en présence d'un cas très remarquable de pemphigus cachectique, qui s'est terminé il est vrai par la mort, j'ai hésité et j'hésite encore à tenter l'inoculation, bien qu'à peu près persuadé qu'il n'est pas inoculable. En effet, une communication fut faite, en 1868, à la Société Médicale des hôpitaux, par M. Hervieux, tendant à démontrer qu'il existe une forme de pemphigus épidémique chez les nouveau-nés.

Quelques tentatives d'inoculation faites par ce médecin, qui a pu observer, à la Maternité de Paris, 150 enfants atteints de cette affection contagieuse et épidémique, n'ont donné que des résultats négatifs.

Le pemphigus aigu fébrile ne serait pas plus inoculable que contagieux. Consulter à ce sujet le travail de M. Horand, intitulé : *Note pour servir à l'histoire du pemphigus aigu fébrile* (¹).

VI

EXPÉRIENCES SUR L'INOCULABILITÉ DE L'IMPÉTIGO.

Quant à l'impétigo, j'ai pensé que les inoculations faites sur moi étaient inutiles pour démontrer l'inoculabilité de cette maladie. Tous les jours la preuve en est fournie par des faits des plus probants.

Je me borne à citer deux observations.

Quatorzième observation (5ᵉ série). — La dame X... est âgée de vingt-sept ans, elle est bien constituée, n'est ni herpétique, ni scrofuleuse, ni syphilitique. Son enfant est âgé d'un an et jouit d'une bonne santé. Il y a deux mois, cet enfant fut mis en contact avec l'enfant d'une amie porteur d'impétigo de la face et quelques jours après il était lui aussi affecté d'impétigo de la face.

Le 28 mai 1869, la mère venait à ma consultation me présenter son enfant atteint de fièvre intermittente. Je fus

---

(¹) Voir *Annales de dermatologie*, t. IV, p. 401.

frappé par cette particularité, que cette dame qui, jusque-là, n'avait jamais eu ni taches, ni boutons, ni pellicules, portait sur sa joue droite, contre laquelle elle appuyait souvent la figure de son enfant, trois croûtes arrondies, un peu déprimées au centre, mais offrant la couleur caractéristique des croûtes d'impétigo. La plus grande avait un centimètre de diamètre, la plus petite un demi-centimètre, et elles étaient placées les unes au-dessus des autres sur une ligne verticale.

Cette disposition, cette délimitation, cette forme, éveillaient tout de suite l'idée d'une inoculation qui n'eut pas d'autres suites.

Quinzième observation. — Mme B..., trente-deux ans, vigoureusement constituée, ayant eu plusieurs enfants. Au moment où je la vois, elle a un enfant âgé de dix mois qui est atteint depuis quinze jours d'impétigo à la face et aux mains. Depuis quelques jours, la mère a trois plaques d'impétigo : deux sur la joue droite contre laquelle elle appuie habituellement la face de son enfant, et la troisième sur l'aile gauche du nez.

Quelque temps après, cette femme qui vit dans la misère, travaillant beaucoup, offre de l'impétigo sur diverses parties du corps.

A ces deux observations, j'en pourrais joindre plusieurs autres, mais comme elles n'offriraient que la répétition de faits analogues, je borne là mes citations.

En résumé, inoculabilité de l'herpès et de l'impétigo, auto-inoculabilité de l'ecthyma ; non-inoculabilité à l'homme sain de l'eczéma, du zona, de l'ecthyma et probablement du pemphigus, telles sont les conclusions qu'on peut tirer de ces expériences, en y joignant celles de M. Vidal. Mais l'inoculabilité de l'herpès est repoussée par tous les dermatologistes; c'est sur cette inoculabilité que Hunter et Ricord ont établi en partie le diagnostic entre l'herpès et l'ulcère chancreux ([1]). L'inoculabilité de l'impétigo n'est guère plus admise que celle de l'eczéma; M. Hardy, par exemple, considère l'impétigo et l'eczéma comme une seule et unique maladie, opinion qui, entre parenthèse, scandalisait fort M. Bazin, qui, lui, fait de l'impétigo un genre bien défini.

M. Hardy va plus loin encore, il raye du cadre nosologique le genre herpès : «L'herpès simple, écrit-il, qui est le type de la maladie, n'existe pas, et n'est qu'une abstraction.

» Le zona est une maladie spéciale qui a ses caractères propres, savoir : la coexistence d'une éruption et d'une névralgie; la présence des vésicules n'est donc pas suffisante pour en faire un herpès; il est mieux, pour simplifier la question, de donner à cette maladie le nom seul de zona, et de la ranger parmi les maladies accidentelles.

» L'*herpes phlyctenodes* n'est autre chose qu'un zona des membres.

» L'*herpes præputialis* ou des grandes lèvres est d'une cure souvent fort difficile, et présente une tendance extrême à la récidive; aussi, pensons-nous que, dans la plupart des cas, il reconnaît une origine dartreuse, que *ce n'est qu'un eczéma* et que la seule différence du siège donne à cet eczéma les caractères particuliers qu'il présente. »

Cette opinion est combattue par M. Bazin, qui considère l'herpès comme un genre, dont l'herpès phlycténode, l'herpès préputial, l'herpès labial, le zona, etc., seraient des

---

([1]) Gigot-Suard (*l'Herpétisme*, 1870), réfutant Fontan qui croyait à l'existence d'un virus dartreux ou herpétique, écrit (p. 2) : « Les virus ont pour caractéristique la contagiosité, l'inoculabilité. Or, les dartres ne sont ni contagieuses, ni inoculables. »

espèces, mais ni M. Bazin ni M. Hardy n'admettent l'inoculabilité de ces affections.

Aussi, en présence de cette opinion unanime des dermatologistes, avant de tirer de mes expériences les consé-
quences qu'elles comportent, je désirerais que de nouvelles
inoculations, faites par d'autres que moi, vinssent confirmer
celles que je viens de soumettre à vos critiques. Je fais donc
appel à votre concours.

Toutefois, il ne faut pas oublier que si l'inoculabilité est
niée généralement, la contagiosité de certaines variétés
d'herpès est admise par quelques-uns.

M. J. Brandon Curgenven ([1]) a relaté les faits suivants :
1° Un jeune homme de vingt-deux ans est atteint d'angine
herpétique avec apparition de vésicules herpétiques aux
coins de la bouche, aux orifices des narines, à l'angle
interne des yeux, sur le scrotum, sur le prépuce et même,
mais très discrètement, sur les membres et sur le front; le
tout, avec accompagnement de fièvre qui dure huit jours.
(Cette description ressemble beaucoup à celle de l'herpès
généralisé, fébrile, de M. H. Coutagne ([2]), et rien ne ressemble
plus à l'herpès généralisé, fébrile, que la fièvre herpétique
de M. Parrot ([3]).) La femme, la belle-mère, puis le père du
malade, sont pris successivement des mêmes accidents, aux
septième, huitième et quinzième jours. L'état fébrile dura
également huit jours. 2° Trois personnes demeurant dans le
même appartement furent prises successivement d'une
angine fébrile à forme vésiculeuse, angine qui disparut au
bout de cinq jours. L'auteur croit que cette affection est due
à la transmission effectuée sans doute par le lait, d'une
maladie herpétique à laquelle sont sujettes les vaches et à

([1]) Voir *British medical Journal* et *Annales de dermatologie*, t. III, p. 141.
([2]) Voir *Annales de dermatologie*, t. III, p. 162 et suiv.
([3]) Voir *Gazette hebdomadaire*, 1871, p. 374 et suiv.

laquelle il propose de donner le nom d'*herpes epizooticus contagiosus*.

Enfin, dans le *Traité des angines*, par Lasègue (*Angine herpétique*, p. 73), on trouve un autre exemple de la contagiosité de l'herpès guttural ; il est vrai que l'auteur l'attribue à ce que « cet herpès n'est que l'expression amoindrie et pour ainsi dire, abâtardie, d'angines d'une nature plus grave. C'est ainsi qu'on a noté la fréquence de l'herpès chez l'adulte, dans le cours d'épidémies croupales, scarlatineuses. Il est souvent difficile de ne voir là qu'un fait de coïncidence fortuite. »

De nouvelles observations sont donc indispensables pour porter la lumière sur cette question de la contagiosité de l'herpès.

Maintenant, il est un point très important que je tiens à signaler à la fin de ce travail et sur lequel j'appelle toute votre attention.

Seizième observation. — Toutes les inoculations d'herpès que j'ai faites et qui ont réussi se sont développées sur la face antérieure de mon avant-bras gauche. Est-ce une simple coïncidence ou bien y a-t-il une relation de cause à effet ? mais depuis les dernières inoculations je suis atteint d'un herpès récidivant de la paume de la main. Tous les trois ou quatre mois, je commence par éprouver tout le long de la face antérieure de l'avant-bras gauche et de la face interne du bras jusqu'au creux de l'aisselle, une sensation toute spéciale, consistant en une chaleur, accompagnée d'une douleur gravative ; il existe, en outre, une vive démangeaison au niveau de la base de l'éminence thénar. Le frottement au niveau de la démangeaison éveille une sensation de brûlure ; cette sensation de forte chaleur, les douleurs gravatives, la démangeaison, durent vingt-quatre, quarante-huit heures, puis cessent; alors commencent à paraître à la base de l'éminence thénar, sur le point où existait la démangeaison, un ou deux groupes de petites vésicules qui bientôt augmentent de volume et presque toujours finissent par se confondre en une ou deux grosses bulles contenant un liquide clair, jaune-citrin et entourées d'une auréole rouge vif. Tout contact développe à ce niveau une sensation de brûlure au début, et à la fin de l'éruption une vive démangeaison. Une lymphangite suivant le trajet parcouru au début par la sensation de brûlure, et des douleurs gravatives, accompagnent chaque poussée.

L'évolution de ces vésicules dure six à huit jours environ, puis elles se déssèchent; il se forme une croûte mince, résistante, qui tombe bientôt laissant à sa place une rougeur, avec amincissement de l'épiderme. Cette rougeur met plus d'un mois à s'effacer, ne laissant après sa disparition aucune cicatrice.

J'ai essayé plusieurs fois de m'inoculer le liquide de ces vésicules et chaque fois le résultat a été nul.

L'herpès récidivant a été observé rarement ailleurs qu'aux organes génitaux, tellement rarement, que Doyon, qui a écrit une monographie sur l'herpès récidivant des parties génitales (1868), combat l'opinion suivante, émise par Hébra [1] :

« Quant aux récidives, il faut mentionner qu'elles se comportent pour l'herpès progénital comme pour l'herpès labial et facial; que particulièrement il est des individus chez lesquels ce genre d'herpès se montre quelquefois, cinq ou six fois par an, sans cause connue et se répète ainsi plusieurs années de suite avant de disparaître pour jamais. »

A cette opinion, M. Doyon répond [2] : « Nous ne sau-

[1] *Traité des maladies de la peau.* Traduction Doyon, 1869.
[2] *De l'herpès récidivant des parties génitales,* p. 52.

rions partager l'avis d'Hébra lorsqu'il avance que les récidives de l'herpès préputial se comportent comme celles de l'herpès labial ou facial. Sans doute, l'analogie des dénominations indique que les choses devraient se passer ainsi. Mais, en fait, on voit bien rarement, à part les cas de mentagre, un groupe de pustules ou de vésicules s'acharner à reparaître tous les deux ou trois mois aux lèvres, pendant plusieurs années, sans qu'aucune cause irritante soit venue chaque fois provoquer de nouveau cette fluxion. »

Si cela se voit rarement, cela se voit pourtant quelquefois, car j'en possède une observation.

Dix-septième observation. — Mme X..., jeune femme de vingt-cinq ans, blonde, fille d'une mère eczémateuse, mais n'ayant eu elle-même ni eczéma, ni pityriasis, ni lichen, mais seulement des pertes blanches très abondantes, a, tous les ans, depuis son enfance, une poussée d'herpès bien caractérisé sur la joue droite.

Toutefois, il faut admettre avec M. Doyon que l'herpès récidivant de la face est très rare; quant à celui de la main, je ne crois pas qu'il ait été souvent observé. Chez moi, a-t-il été occasionné par les inoculations d'herpès? C'est ce que de nouvelles expériences pourront seules démontrer ou réfuter.

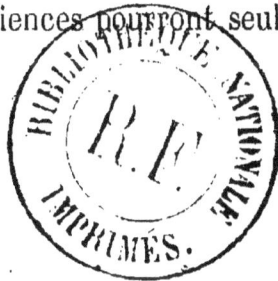

Bordeaux. — Imp. G. GOUNOUILHOU, rue Guiraude, 11.

www.ingramcontent.com/pod-product-compliance
Lightning Source LLC
Chambersburg PA
CBHW050431210326
41520CB00019B/5881